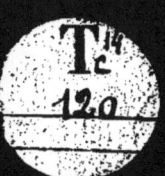

L'HYGIÈNE DE LA BOUCHE

SES NÉCESSITÉS

LE CHARLATANISME

SES DANGERS

CONFÉRENCE FAITE LE 4 FÉVRIER 1900

SOUS LE PATRONAGE DE L'ASSOCIATION POLYTECHNIQUE DES PYRÉNÉES-ORIENTALES

Dans la salle Arago, à Perpignan

Par M. Raphaël VIDAL

CHIRURGIEN-DENTISTE

Diplômé de l'École Dentaire de Paris et de la Faculté de Médecine de Paris,

Membre du Syndicat des Chirurgiens-Dentistes

et de l'Association générale des Dentistes de France.

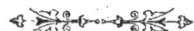

PERPIGNAN

IMPRIMERIE DE « L'INDÉPENDANT », 3, RUE LAZARE ESCARGUEL

1900

L'HYGIÈNE DE LA BOUCHE
SES NÉCESSITÉS

LE CHARLATANISME
SES DANGERS

Conférence faite le 4 février 1900

Par M. Raphaël VIDAL

CHIRURGIEN-DENTISTE

Mesdames, Messieurs,

Néophite dans l'art de bien dire, nouveau venu parmi ces hommes de dévouement qui, par d'intéressantes conférences, portent à la connaissance de tous, les secrets et les enseignements de la science, autrefois réservés à ses seuls privilégiés, je vais paraître, sans aucun doute, bien osé de me présenter devant vous, de prendre la parole en présence de l'élite de la société perpignanaise, dans le but de lui soumettre certains devoirs et lui démontrer son intérêt de les observer.

C'est vous avouer que longtemps j'ai hésité avant de prendre une résolution ferme et définitive.

Cependant je suis arrivé à me décider ! C'est que j'ai pu me rendre compte de l'incontestable utilité d'une conférence telle que celle à laquelle j'ai eu l'honneur de vous convier.

J'ai trouvé, d'ailleurs, dans mes études spéciales, une excuse suffisante à mes aspirations, au désir irrésistible qui me poussait vers cette salle, où je savais vous rencontrer et dans laquelle déjà se sont fait entendre tant de nobles accents, tant de savants enseignements et d'utiles leçons pratiques.

Et, avant d'aller plus loin, je veux remercier l'Association Polytechnique tout entière, pour le bon accueil qui m'y est accordé, et plus spécialement son Président, si gracieusement accueillant, et dont nous regrettons tous l'absence. Je remercie aussi les autres membres de son conseil d'administration, tous accueillants comme lui, pensant tous comme lui.

L'Association Polytechnique a rendu déjà bien des services à la population de Perpignan, à celle de la région tout entière ! Elle est en mesure d'en rendre de bien plus grands encore dans l'avenir. C'est là son but, c'est sa raison d'être.

J'ai longuement réfléchi à toutes ces choses, à mes passionnés désirs, à mes consolantes espérances ! Alors mes hésitations ont disparu, ont fondu comme la neige au soleil.

Rappeler à chacun et à tous l'importance d'une santé bien complète et bien équilibrée ; leur apprendre à la conserver par l'application logique et raisonnée des préceptes de l'hygiène consacrés par l'expérience, mettre à la portée de tous ces préceptes et leur application : telle est la mission bien utile et bien haute à laquelle, parmi d'illustres vulgarisateurs, se sont voués des hommes modestes, mais dévoués, à la suite desquels je brûle de figurer.

Elle est utile ! Elle est haute ! Même réduite à l'étude, à la démonstration de la nécessité d'appliquer les prescriptions et les préceptes de l'hygiène de la bouche.

C'est la pensée dominante qui m'a décidé, malgré mon insuffisance.

Une autre pensée également a été d'une influence prépondérante sur ma décision. C'est la pensée de votre bonté gracieuse, Mesdames, de votre indulgence sympathique, Messieurs.

Aussi je leur fais un chaleureux appel, convaincu qu'elles ne me feront pas défaut.

Je viens donc vous entretenir de l'hygiène de la bouche, de son importance, de sa nécessité ; des principes sur lesquels elle doit s'appuyer pour produire les résultats auxquels nous devons viser.

Tout en examinant sa nécessité, son importance, en démontrant cette nécessité, cette importance pour la mère, pour l'enfant, pour l'intégralité de la famille, il nous sera possible et permis de jeter un coup d'œil rétrospectif sur le passé de l'art dentaire, sa prospérité antique ; son abandon et sa déchéance, puis son relèvement, grâce à la loi de 1892 qui réglemente l'exercice de cet art, si longtemps méprisé et pourtant si précieux.

Cette loi permet, facilite, encourage même des études sérieuses ; elle a créé les chirurgiens-dentistes.

Par elle il m'a été donné de pouvoir vous faire cette conférence et de chercher à vous initier aux enseignements de l'hygiène dentaire, dont l'application de tous les instants vous permettra de conserver la santé de la bouche et des voies respiratoires chez vos enfants et chez vous-mêmes.

Vous obtiendrez ainsi le bon fonctionnement de l'estomac et enfin la santé même du corps tout entier, corollaire nécessaire de la santé intellectuelle.

Après ce coup d'œil rapide sur le but de ma conférence, permettez-moi d'aborder les détails qui seuls peuvent la rendre efficace ; ces détails jetteront une vive lumière sur le passé et l'avenir de l'art dentaire ; sur les immenses services qu'il peut, qu'il doit rendre à l'humanité exposée à tant de souffrances, tant de douleurs qu'elle ne peut amoindrir que par des soins intelligents et soutenus. Vous pourrez en même temps apprécier les inconvénients et les dangers du charlatanisme et les moyens adoptés par la loi pour vous défendre contre lui.

Déjà vous pressentez combien l'hygiène de la bouche est un sujet intéressant, digne d'une attention toute spéciale et de toutes vos préoccupations.

En effet, la bouche est le siége du goût ; c'est par elle que nous apprécions les qualités sapides des aliments et leur puissance nutritive.

Sentinelle vigilante et toujours à l'affût, la bouche, en effet, incessamment déguste, vérifie, analyse, dans l'intérêt de notre développement physique et de notre conservation, les aliments qui lui sont soumis. Par elle, par les résultats de ses investigations, nous sommes mis en mesure d'apprécier et décider. Ses avis sont toujours suivis, sans hésitations.

Son action, à ce point de vue, est d'autant plus sérieuse qu'elle est accompagnée, tantôt de sensations désagréables et répugnantes, tantôt d'un plaisir intense, largement savouré.

La bouche est donc le conseiller naturel et intime de chacun, l'auxiliaire obligé d'une bonne digestion, grâce aux épreuves par lesquelles elle fait passer nos aliments.

Elle l'est encore par un autre motif. C'est elle qui préside au travail de nos dents broyant ces aliments, se livrant ainsi à la première de ces opérations successives au moyen desquelles ils sont rendus, en minime partie, assimilables à notre corps. Elle coopère ainsi à son entretien et à son accroissement progressif et normal.

Je voudrais pouvoir ici vous décrire longuement l'action intime, sur ces aliments, de la mastication, des sécrétions des glandes salivaires, du suc gastrique dans l'estomac même ; de tous les phénomènes enfin qui se produisent dans le long trajet auquel ces aliments sont soumis à travers nos organes, pour arriver à ce résultat admirable, le chyle déversé dans le sang, l'augmentant et grâce à sa circulation, allant alimenter toutes les parties du corps et remplacer ainsi les molécules épuisées qu'élimine le fonctionnement même de l'ensemble de notre être.

C'est comme résultat final l'entretien de la force, de la santé, de la fraîcheur et des grâces par l'harmonie des formes.

Mais ce serait sortir du cadre dans lequel je dois rester et m'exposer à lasser l'attention que vous voulez bien m'accorder.

Je reviens donc à mon sujet, but essentiel de cet entretien.

Vous appréciez par tout ce qui précède, l'étendue des fonctions de la bouche, dans la vie des êtres animés et en particulier de l'homme. Aussi, dans tous les pays et dans tous les temps, la science médicale en a fait une étude spéciale et approfondie. Elle a étudié ces fonctions ; la cause et le but de l'existence de ses organes divers ; les phénomènes dont ils sont le siége et les instruments. Elle a voulu par des recherches intelligentes et raisonnées établir les rapports et les corrélations de ses organes.

Elle est arrivée ainsi à connaître notre organisme dans ses détails comme dans son ensemble, avec ses qualités actives et ses faiblesses. De là sont sorties, dans l'intérêt de la conservation de la vie, les règles de l'hygiène générale, constituant la médecine préventive.

Les grandes et fortes inspirations ont toujours été le propre de la poésie, fille de l'imagination, il est vrai, enthousiaste non-seulement de ce qui est beau, mais aussi de ce qui est bien et bon. Appréciant la santé et la vie, elle a chanté tout ce qui concourt à leur conservation : toutes les fonctions de la bouche et les douceurs produites par ces fonctions mêmes.

Vous me demanderez peut-être ce que c'est que la vie et si elle vaut vraiment qu'on s'en inquiète tant et, en résumé, quelle est la fin de l'humanité, la fin même de l'homme.

Ce sont là des questions bien sérieuses et bien graves ! Elles ont fait verser des flots d'encre et imprimer des in-folios. Je laisse aux théologiens et aux philosophes le soin de les discuter et de les résoudre, s'ils le peuvent. Je me borne à vous dire : puisque nous vivons, sachons nous borner à vivre respectueux des lois de la morale et sans sortir des limites fixées par la raison et notre nature même.

Je reprends. La nécessité du bon fonctionnement de la bouche, de son état normal, pour la conservation de la vie, dans une santé parfaite, est suffisamment démontrée. Mais, si des avantages purement matériels en étaient le résultat unique, n'y aurait-il pas une étrange exagération à préconiser toutes les précautions que nous venons d'exposer !

Peut-être ! Mais en dehors de ces résultats, bien utiles cependant, il en est de supérieurs au point de vue intellectuel et moral. Par eux la vie morale s'élargit, et l'existence sociale y gagne.

La bouche ne concourt-elle pas, en effet, à constituer la beauté du visage, qui reflète tous les sentiments, toutes les passions dont le cœur humain est le siège ? Du visage, ce miroir transparent de l'âme humaine, qui tantôt nous attire et nous séduit, tantôt nous inspire de l'éloignement, parfois même du dégoût !

N'est-ce pas aussi cet organe qui enchasse nos dents, ces perles si précieuses, auxquelles, à si juste titre, nos dames tiennent au plus haut point, dignes à tous égards de soins éclairés et constants ayant pour but leur conservation, menacées qu'elles sont par des transformations pernicieuses à leur beauté et à leur existence ?

A toutes les époques de l'histoire, les peuples les moins civilisés eux-mêmes, reconnaissant l'importance de la bouche, lui ont voué un culte véritable. Il fut même des peuplades à peu près sauvages qui, mues par le désir de l'embellir ou de lui rendre hommage, firent subir aux dents et aux lèvres d'abominables mutilations. Elles agissaient sous l'influence d'une profonde ignorance, mère de la barbarie.

Elles considéraient ces mutilations comme ornementation d'un goût raffiné et les victimes elles-mêmes s'y prêtaient avec un immense orgueil.

L'abjection la plus barbare peut seule expliquer de telles aberrations.

En présence de pareils faits, il est bon de constater que les nations vraiment civilisées, celles qui ont cultivé les beaux-arts, cette expression sublime du sentiment du beau, ont su apprécier dignement la part qui revient à la bouche dans la beauté et les agréments du visage, grâce à sa fraîcheur et à ses formes exquises, et la nécessité des soins à prodiguer à chacune de ses parties.

Partout et toujours une impression de dégoût a été produite par la vue de dents mal soignées, déchaussées, rongées par la carie, couvertes du dépôt de matières étrangères, aboutissant à une haleine repoussante. Quels motifs plus graves d'éloignement, de dégoût, presque d'horreur !

Quel contraste avec des dents saines et bien soignées ! Des gencives et des lèvres où le sang circule vivant et chaud, procurant une admirable intensité de vie, une adorable exhubérance de santé. La douceur de l'haleine, sa pureté suave en sont la conséquence certaine et la beauté se trouve ainsi parée des attraits les plus piquants et les plus irrésistibles. Et ces attraits sont les fleurs de l'existence qui serait sans elles triste et sans but. Elles l'embellissent en la rendant agréable et douce. C'est l'azur dans la nuit sombre, la lumière supprimant les ténèbres, la joie pure et de douces relations sociales chassant la tristesse et le deuil.

Un sourire où la grâce le dispute à la malice, un doux regard traduisant et complétant un mouvement des lèvres qui semble dire tout bas l'émotion subie ? N'est-ce pas là, bien souvent, le début d'une alliance éternelle entre deux êtres faits pour s'aimer et se le prouver ?

Par contre, combien de désillusions pour des êtres bien doués, faits pour plaire et être agrées, s'ils offrent à la vue une bouche mal soignée, des dents négligées! C'est, comme résultat final, l'indifférence et le dédain de celles ou de ceux dont ils briguaient les sentiments affectueux ou tendres.

A tous ces avantages vient s'en joindre un autre qui n'est nullement à dédaigner. La puissance de la parole est immense ! S'exprimer avec facilité, dans un langage simple et correct, c'est pour l'homme, l'orateur, un moyen rapide de faire partager par des tiers, ses idées, ses convictions; c'est pour ainsi parler, d'une réunion nombreuse faire, pour quelques instants, une seule pensée, un seul cerveau en communion complète avec l'orateur.

L'homme appelé à parler devant un public plus ou moins nombreux peut, mieux que tout autre, apprécier les immenses avantages d'une bouche parfaite. Son éloquence entraînante et son élocution pleine de grâces et de charmes, touchera les cœurs, charmera l'intelligence, convaincra l'esprit de ses nombreux auditeurs suspendus à ses lèvres.

Quelle est la condition essentielle aux succès des artistes usant de la parole et de la voix pour convaincre et charmer ceux qui les entendent? Par quels moyens peuvent-ils les attirer et les retenir? L'opinion unanime est que seules les qualités de la voix peuvent obtenir ce résultat brillant. Ces artistes eux-mêmes, interrogés à cet égard, vous répondraient tous que le véritable instrument de leurs succès, c'est la perfection de la voix, cette voix humaine si puis-

(*)

sante et si vibrante parfois, si douce, si touchante dans d'autres conditions. Vous le savez déjà, c'est la perfection de la bouche et des voies respiratoires qui fait la perfection de la voix, de la parole et du chant.

C'est grâce à sa voix que l'avocat nous intéresse aux malheurs, aux infortunes de son client sur le point d'être écrasé par le sort cruel. Il nous subjugue par l'effet de sa parole ardente et convaincue, il fait notre chair de sa chair et les douleurs que subit la victime deviennent nos douleurs.

L'acteur sur la scène, s'identifiant aux héros qu'il personnifie, fait vibrer sa pensée et donne aux faits du drame représenté, l'acuité de faits vécus et passionnants. Nous pleurons aux malheurs du héros ; notre joie s'exalte en applaudissements frénétiques, à ses joies, aux revanches que lui donne le sort favorable.

La voix sonore et vibrante d'une actrice, d'une cantatrice nous charme, nous enivre ! Elle nous passionne vivement et pousse à l'excès notre émotion, par sa douceur pénétrante et passionnée.

Interrogez-les tous ! Tous vous diront que le plus nécessaire des instruments de leurs succès n'est et ne peut être que la voix. Ils ajouteront, avec moi, qu'il est nécessaire, pour conserver cet instrument précieux, de soigner la bouche et, par l'emploi de l'hygiène buccale et dentaire, de lui conserver son intégrité, sa perfection. La conservation même de la voix est à ce prix. La moindre négligence peut arriver à transformer la voix la plus belle et la réduire à ne produire qu'un bruit inintelligible ou des bégaiements inarticulés.

Mais là ne s'arrêtent pas encore toutes les raisons pour lesquelles nous devons mettre en pratique constante l'hygiène de la bouche.

En effet, il est reconnu, depuis les si importantes découvertes de Pasteur, que la bouche est la porte d'entrée d'un nombre infini de microbes, non-seulement ceux auteurs de la carie des dents, mais encore des microbes de la fièvre typhoïde, de la pneumonie, de la diphtérie et tant d'autres créateurs ou propagateurs de nos plus cruelles et de nos plus dangereuses maladies.

Ils attendent tous à cette porte le moment propice pour pénétrer dans le cœur de la place, y semer le désordre et même la mort.

Tant que notre organisme offre une résistance suffisante, et que nos soins sont constants, notre santé reste bonne, à l'abri de leurs menaces et de leurs impuissantes attaques ; mais survienne une effraction, la maladie s'aggrave et devient rapidement sérieuse, parfois mortelle.

Ainsi comme hôtes habituels, chaque bouche possède environ vingt-deux variétés de microbes et même plus ; ces microbes mesurent à peine un millième de millimètre et se reproduisent à l'infini.

Ces infiniment petits existent en nous normalement et anormalement, et hors de nous, dans l'air que nous respirons, dans les aliments que nous consommons ; c'est dire que la bouche, par ses multiples fonctions, est prédestinée à leur donner asile.

Ils trouvent là, non-seulement une température agréable et douce, mais encore une nourriture substantielle, favorables à leur développement.

Des dents et des gencives saines et intactes opposent une barrière impénétrable aux microbes, les unes par leur émail, les autres par leurs muqueuses ; mais qu'il se fasse une érosion, une simple fissure, un pertuis quelconque, immédiatement les microbes y pénètrent et par cette voie vont se livrer à leur travail de destruction.

Par nos habitudes déplorables, par l'oubli des règles de l'hygiène, nous leur fournissons trop souvent l'occasion d'exercer leur activité dévastatrice.

Une dernière cause, non moins importante que la précédente, vient s'ajouter et prouve encore surabondamment que l'hygiène de la bouche est d'une utilité constante.

Par une loi physiologique, toutes les parties de l'économie se renouvellent lentement mais incessamment ; il en résulte des déchets qui s'éliminent de diverses manières.

Les débris provenant de la desquamation de la muqueuse buccale viennent s'amasser sur le bord des gencives, au collet des dents constituant une matière morte vouée à la décomposition.

Par cet exposé succinct, tout le monde peut comprendre la nature particulière des fonctions diverses et compliquées de la bouche ; l'importance de l'étude des maladies qui peuvent affecter les différentes parties qui la composent; la nécessité de les prévenir par l'hygiène ou de les guérir par des soins logiques et rationnels.

L'ensemble des études à faire et de leurs applications constitue : « l'art dentaire » partie spéciale de l'art médical qui dans son ensemble englobe tout ce qui a trait à l'étude et à la guérison de nos maux corporels si variés et si nombreux.

Cet art médical avait inspiré un tel intérêt dans les temps antiques, à l'époque de l'Olympe grec, que les Hellènes le déïfièrent en la personne d'Esculape, fils d'Apollon.

C'est alors que vécurent les grands médecins, parmi lesquels brillèrent Hippocrate, puis Gallien et Aristote, le philosophe illustre ; la mémoire de ces grands hommes se perpétue à travers les âges.

Les Romains furent moins que les Grecs, épris de l'art médical. Même aux époques les plus avancées de la civilisation romaine, l'exercice de la médecine, dans toutes ses branches, était libre, sans règles, sans entraves. Seuls les malades semblaient souffrir de l'état d'anarchie résultant de cette excessive liberté.

Si l'on en croit Voltaire, l'Empire romain subsista cinq cents ans sans médecins. Fût-ce un bien ? Fût-ce un mal ? Malgré les apparences, quelquefois trompeuses, nous croyons à un mal.

L'état de mépris dans lequel fut alors l'art médical en éloigna les natures délite, les hommes de travail et d'étude qui, seuls, par leurs travaux, auraient pu relever cet art et lui rendre, dans le monde, le rang auquel il a droit.

Au début du moyen âge et même pendant de longues années encore, l'art médical continua à être dédaigné ; puis des ordonnances royales voulurent essayer de le réglementer et le divisèrent en deux grandes parties : la médecine proprement dite et la chirurgie ; déjà la pharmacie s'en était séparée. Je ne saurais entrer dans le détail des luttes qui s'engagèrent alors entre médecins et chirurgiens ; entre ces derniers et les barbiers autorisés, par ordonnance royale, à pratiquer la saignée, ce remède alors héroïque dédaigné de tous aujourd'hui.

Les détails de ces luttes reproduirait sans doute bien des faits piquants pouvant amener l'hilarité sur vos lèvres ; mais je préfère ne pas insister, étranger que je veux rester à toute malignité. Les combattants sont morts, que la paix soit faite sur leurs cendres et que la terre leur soit légère ! 1792 souffla sur le passé sans rien réglementer encore, dès lors l'anarchie régna plus grande dans le corps médical qui, peu de temps après, fut enfin sommairement organisé.

Mais l'art dentaire était resté absolument en dehors de toute réglementation. Objet, dans l'antiquité, des études et des travaux d'hommes intelligents et chercheurs et, par cela même de la confiance des foules et des classes élevées, l'art dentaire finit par tomber dans le discrédit, puis dans le plus complet oubli. C'était un dédain véritable et immérité. Plus tard, abusant de cet oubli, de ce dédain, des empiriques, des charlatans éhontés en firent leur domaine propre et exclusif, l'exploitant et, avec lui, les gogos nombreux qui eurent la faiblesse de leur donner leur confiance et de leur confier leurs machoires.

Tous nous avons présent à la mémoire. grâce aux caricatures du temps, ou pour l'avoir vu de nos yeux, ce dentiste étalé sur un champ de foire, en brillant uniforme, couvert de médailles, étincelant de ferblanterie, monté sur un brillant équipage doré de toutes parts, offrant au public ébahi, ses douteux services au bruit d'un orchestre tapageur, composé d'une grosse caisse accompagnée de quelques instruments bruyants et sans harmonie.

Il opérait constamment sans douleur... pour l'opérateur.

Il y eut des succès modestes, d'autres brillants et les hommes datant du premier quart de ce siècle n'ont pas perdu le souvenir des Ancelin avec chapeau à claque et l'épée en vérouil ; des Poujoulàt en cacique, des Chiarini en brillant équipage. Ce dernier même n'est pas oublié encore dans certaines régions où la confiance en son élixir est toujours vivace.

Les succès du charlatanisme furent parfois justifiés par le mérite de remèdes contre des affections anodines.

Mais, dans l'ensemble et la généralité des cas, l'ignorance, la naïveté presque enfantine des foules furent les facteurs essentiels de ces succès.

Nous ne saurions le méconnaître, cette ignorance des foules fut longtemps, pendant des siècles nombreux, une des plaies les plus dangereuses des sociétés humaines. C'est elle la source et la cause des maux les plus terribles et les plus fréquents dont notre race a cruellement souffert.

Sans doute elle tend à s'atténuer, à se réduire; mais, dans de bien minimes proportions, elle reste attachée comme un parasite irréductible aux flancs pantelants de l'humanité.

Heureusement des hommes de cœur et d'action se vouent à son amoindrissement, à son extirpation hélas! indécise et trop lointaine encore.

Vous vous distinguez parmi ces hommes, vrais apôtres de la civilisation, Messieurs les membres de l'Association Polytechnique.

C'est bien ! Et vous méritez la reconnaissance de tous.

L'ignorance au point de vue dentaire, et le charlatanisme étaient au comble ; la place publique, presque seule, attirait les patients dédaignés par la médecine, sous l'influence du juste dégoût que lui inspirait le charlatan-dentiste et ses opérations.

A un moment donné, les fruits secs d'une foule de professions jetés sur le pavé par leurs insuccès, ne devinrent plus des dentistes, mais de simples arracheurs de dents. Alors plus de médecine, plus de recherches du mal et de ses causes, plus de guérison !

La seule extirpation à la force du poignet, sans soins, sans précautions, avec des instruments primitifs, s'étala sur la place publique, toujours sans douleur... pour l'opérateur. Et nous sommes une nation civilisée, très civilisée ! Que doit-il donc se passer chez d'autres ! Ne soyons pas injustes cependant pour notre belle patrie, pour la France et sa civilisation. Sa civilisation ! Elle est imparfaite sans doute et le restera longtemps encore.

Elle n'est pas moins à la tête des autres civilisations et c'est elle qui toujours a donné l'exemple et le signal des grands mouvements d'idées, des grands progrès vers l'idéal des grands poètes et des grands philosophes.

La France, vouée à la clarté et à la lumière, est le flambeau éclairant le monde et l'entraînant dans son orbite.

Heureusement la loi de 1892, loi d'épuration, a dit le doyen de la Faculté de Paris, le docteur Brouardel, dans son récent ouvrage « l'Exercice de la Médecine et le Charlatanisme » cette loi est venue mettre un terme aux agissements sans frein qui causaient un tort matériel considérable et un tort moral plus considérable encore.

Elle a pu priver de leurs spectacles les plus pittoresques les champs de foire fréquentés précédemment par ces héritiers dégénérés des charlatans légendaires d'autrefois; mais les mâchoires des badauds y ont gagné et nos oreilles également.

Reste une question délicate ! Le charlatanisme de la place publique, tel qu'il fut autrefois n'existe plus, est-il remplacé ? Certainement il a disparu. Mais à un point de vue plus général, il prospère et semble régenter et dominer le monde. Ses adeptes sont nombreux encore et s'infiltrent dans toutes les classes, dans toutes les couches sociales.

Plus habiles que leurs prédécesseurs, ils ont abandonné le grand air des places publiques, remplacé les équipages dorés par des salons somptueux et la réclame orale restreinte, par la voix de la presse qui porte au loin leurs prospectus et leurs boniments.

Malgré tous ces efforts, le charlatanisme est cependant en décroissance, et, grâce aux progrès incessants, à l'instruction vulgarisée, il tend à disparaître tôt ou tard. Ce sera long certainement, mais enfin les masses plus instruites sauront rester sourdes aux fallacieuses promesses des derniers charlatans, en politique, en science et en art. Il en sera ainsi spécialement pour l'art dentaire comme pour tous les autres.

Tel praticien suivant l'ancien système se voit abandonné, délaissé ; cependant il continue à opérer sans douleur... pour l'opérateur, plaçant des dents sans liens, ni crochets, les fixant immuables par la seule force du raisonnement et de la persuasion.

Je ne dois m'étendre davantage sur ce chapitre, voulant échapper à tous soupçons de personnalités qui seraient très loin de ma pensée. Mon seul but d'ailleurs est de vous mettre en garde contre les cajoleries et les artifices de l'ignorance prétentieuse et sans diplômes.

Je reviens donc vite au sujet principal de ma causerie : la nécessité de l'hygiène de la bouche.

La femme dans les temps antiques ne tenait pas la place qui lui appartient, et actuellement les peuples seuls vraiment civilisés lui ont voué un culte véritable.

Cependant Platon voulait qu'elle fût instruite par le motif que son influence sur l'organisme matériel et moral de l'enfant et, par suite, de l'homme fait, est immense et profonde. Peut-il exister des connaissances plus précieuses, pour la mère que celles lui apprenant à faire de sa progéniture un être solide et bien élevé !

Interrogeons toutes les mères vraiment dignes de ce doux nom ! En est-il une seule qui, voyant les souffrances du fruit de ses entrailles, ne préférerait à l'éclat que peuvent jeter sur elle tous ses arts d'agréments dont l'étude a absorbé une grande partie de sa jeunesse, le bonheur si doux de savoir soulager son enfant, de pouvoir le guérir du mal qui l'étreint.

Dans tous les temps et dans tous les pays il y eut par exception, des mères au cœur de roche, sans tendresse pour leurs enfants : qui tout en voulant paraître les adorer, ne les chérissent que pour elles-mêmes et dans un intérêt personnel.

Mais heureusement ce sont des exceptions fort rares, comme toutes les monstruosités. Passons.

C'est donc aux femmes, aux mères dévouées, que je m'adresse ; c'est surtout à elles qu'incombent les soins généraux à donner à leurs enfants, à leurs membres si mignons et si fragiles, à leur dentition si pénible et si délicate, à leurs bouches enfin. Par elles nous aurons ainsi des générations nouvelles fortes et bien organisées, ayant un système dentaire solide, bien établi, une haleine, une bouche pure et fraîche.

Lorsqu'une tache, une trace quelconque de malpropreté s'étale sur nos mains, nous recourons bien vite et naturellement à un méticuleux lavage devenu nécessaire. Cette nécessité se reproduit-elle plusieurs fois dans la même journée, nous recommençons chaque fois. Ce qui est bien et bon pour les mains l'est bien plus encore pour la bouche.

Après les nécessités d'une propreté absolue pour les dents, les gencives, le palais, indiquée déjà, je ne saurais insister davantage sur ce point, si ce n'est pour vous dire que des lotions une fois chaque matin sont absolument insuffisantes et que recommencer maintes fois est nécessaire surtout après chaque repas, même après une collation légère.

Voilà le premier et le plus important précepte de l'hygiène buccale.

Il fut de mode pendant un certain temps, sur certaines tables, une fois le repas terminé, de servir à chaque convive un verre d'eau aromatisée pour se rincer la bouche. Cela était certainement insuffisant et n'était que de l'hygiène rudimentaire ; mais c'était encore mieux que rien.

L'usage du rince-bouche, puisqu'il faut l'appeler par son nom, s'est perdu ! la mode en est passée ! C'est fâcheux. Il est vrai que la façon par quelques-uns de se rincer la bouche, n'était pas sans produire chez leurs voisins des échos plus ou moins désagréables.

Toutes les maisons où le confort n'est pas un vain mot devraient être pourvues de locaux spéciaux, où chacun pût à son aise se nettoyer la bouche, sans effaroucher la susceptibilité un peu nerveuse des autres et même la sienne propre. Il est regrettable qu'il n'en soit pas ainsi. En attendant mieux, il est presque toujours possible, d'esquisser une toilette buccale approximative à la fin d'un repas. Avec un coin de sa serviette, on frotte ses dents dans tous les sens, et grâce à ce linge et un cure-dents on obtient une propreté presque entière, sauf en rentrant chez soi à compléter sa toilette dentaire au moyen de gorgées d'eau tiède et d'une brosse à dents suffisamment forte.

L'emploi de la brosse ne suffirait pas pour enlever les matières colorantes déposées par les aliments, la fumée de tabac et les préparations ferrugineuses qui leur enlèvent leur blancheur première.

Aussi doit-on ajouter au frottement de la brosse, l'effet mécanique produit par des matières pulvérulentes, telles que le carbonate de chaux, la pierre ponce, la magnésie calcinée.

On doit se servir de poudres finement porphyrisées pour ne pas rayer l'émail des dents.

La brosse en crin est préférable au linge et à la brosse en caoutchouc.

Certaines personnes ajoutent à l'eau une préparation alcoolique ou élixir ; c'est une très bonne pratique étant donné les propriétés antiseptiques de l'alcool. Quelques gouttes dans un-demi verre d'eau suffisent.

Me voilà arrivé à la fin de la tâche forcément bien incomplète que je m'étais donnée. Loin de moi l'espoir de faire de vous en quelques instants, en quelques mots, des chirurgiens-dentistes. A l'impossible nul n'est tenu.

Ma seule ambition était d'arriver à vous convaincre de l'utilité, de la nécessité de l'hygiène de la bouche. J'espère avoir réussi.

Mais, avant de clôturer cette conférence familière, permettez-moi de vous rappeler un grand et utile principe, puis de vous soumettre un dernier conseil.

L'école dentaire de Paris et l'école dentaire de France, deux écoles fondées à Paris, qui déjà rayonnent dans le monde entier, grâce à leurs savants et dévoués professeurs, forment chaque année bon nombre de chirurgiens-dentistes, à la fois théoriciens habiles et déjà praticiens éprouvés. Mon espérance est que bientôt ces élèves passés maîtres se répandront partout. Ce sera pour le bien de toutes les classes de la société. Les déshérités des douceurs de la vie trouveront eux-mêmes, alors, dans tous les hôpitaux, des dispensaires avec les soins gratuits d'un de ces chirurgiens-dentistes toujours prêts au dévouement et au sacrifice.

Je veux ensuite vous rappeler qu'à l'occasion de l'application des pénalités pour infractions aux lois, on a hautement proclamé que mieux vaut prévenir qu'avoir à réprimer. Ce grand principe est vrai pour les maux physiques auxquels nous sommes exposés.

En effet, mieux vaut prévenir nos maladies qu'avoir à les guérir. C'est par l'hygiène que vous arriverez à échapper à bien des maux et à leurs suites déplorables. J'espère vous l'avoir suffisamment démontré.

Je termine en vous disant : Faites choix d'un chirurgien-dentiste capable et éprouvé : ce choix fait, n'attendez pas l'heure de la souffrance pour aller le trouver. Il examinera votre bouche, votre palais, vos dents, constatera les menaces, le mal à craindre et celui déjà existant, décidera s'il y a lieu de le prévenir ou bien de le guérir; procédera au nettoyage nécessaire et vous mettra ainsi, autant que faire se pourra, à l'abri de ces douleurs dentaires si insupportables.

Je dois enfin vous remercier, Mesdames et Messieurs, pour l'attention bienveillante et soutenue dont vous venez de me favoriser. J'en suis heureux et fier; j'en suis aussi profondément touché.

Je dois aussi, avant de terminer, remercier encore une fois, Monsieur le Président de l'Association Polytechnique, pour la bienveillance et l'empressement qu'il a mis à faciliter cette réunion dans l'intérêt du bien-être et de la santé de tous.

Il est resté, en cela, dans la voie que s'est tracée cette Association et n'a eu qu'un but, celui qu'elle s'est elle-même donné : étendre et vulgariser tous les enseignements, les mettre à la portée de tous et de chacun, privés qu'ils peuvent être du temps et des moyens nécessaires à des études spéciales suffisantes.

115

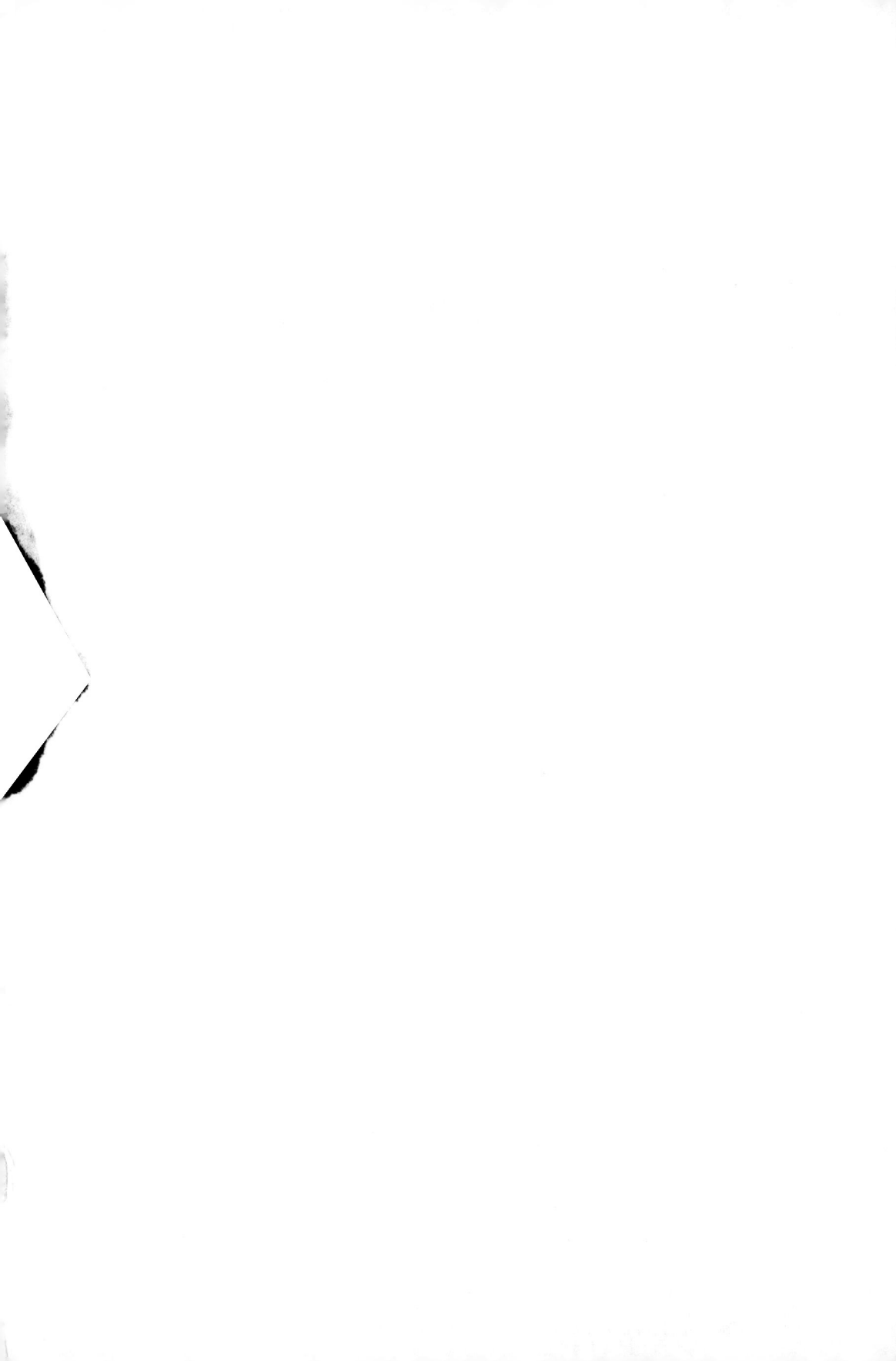